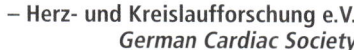
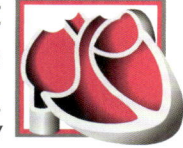

Deutsche Gesellschaft für Kardiologie

– Herz- und Kreislaufforschung e.V.
German Cardiac Society

W0034766

KONSENSUSEMPFEHLUNGEN DER DRG/DGK/DGPK

zum Einsatz der Herzbildgebung mit Computertomographie und Magnetresonanztomographie

Konsensusempfehlungen der DRG / DGK / DGPK zum Einsatz der Herzbildgebung mit Computertomographie und Magnetresonanztomographie

S. Achenbach[1], J. Barkhausen[2], M. Beer[2], P. Beerbaum[3], T. Dill[1], J. Eichhorn[3], S. Fratz[3], M. Gutberlet[2], M. Hoffmann[2], A. Huber[1], P. Hunold[2], C. Klein[1], G. Krombach[2], K.-F. Kreitner[2], T. Kühne[3], J. Lotz[2], D. Maintz[2], H. Marholdt[1], N. Merkle[1], D. Messeroghli[1], S. Miller[2], I. Paetsch[1], P. Radke[1], H. Steen[1], H. Thiele[1], S. Sarikouch[3], R. Fischbach[2]

[1] Im Auftrag der Klinischen Kommission der Deutschen Gesellschaft für Kardiologie – Herz- und Kreislaufforschung, Düsseldorf

[2] Für die AG Herz- und Gefäßdiagnostik der Deutschen Röntgengesellschaft, Berlin

[3] Im Auftrag der Deutschen Gesellschaft für Pädiatrische Kardiologie, Düsseldorf

Die kardiale Schnittbilddiagnostik mit der Magnetresonanztomographie (MRT) und der Computertomographie (CT) hat sich in der letzten Dekade technisch rasant weiterentwickelt. Zusammen mit der besseren Verfügbarkeit moderner CT- und MRT-Systeme hat dies dazu geführt, dass beide Verfahren jetzt regelmäßig von Radiologen und Kardiologen in der klinischen Routine eingesetzt werden. Gemeinsam von der Deutschen Gesellschaft für Kardiologie – Herz- und Kreislaufforschung, der Deutschen Röntgengesellschaft und der Deutschen Gesellschaft für Pädiatrische Kardiologie wurden deshalb Konsensusempfehlungen zum Einsatz der kardialen CT und MRT erarbeitet und 2012 in den Zeitschriften „Der Kardiologe" und „RöFo" veröffentlicht [1, 2]. In dieser Pocket-Ausgabe findet sich eine inhaltlich gleiche, aber um Literaturangaben und einige Kommentare gekürzte Version dieser Konsensusempfehlungen.

1. Achenbach, S.; Barkhausen, J.; Beer, M.; et al. Konsensusempfehlungen der DRG / DGK / DGPK zum Einsatz der Herzbildgebung mit Computertomografie und Magnetresonanztomografie. Fortschr Röntgenstr 2012; 184(4): E1

2. Achenbach S, Barkhausen J, Beer M, et al. Konsensusempfehlungen der DRG / DGK / DGPK zum Einsatz der Herzbildgebung mit Computertomographie und Magnetresonanztomographie. Der Kardiologe 2012(2):105-125

Die Struktur der Empfehlungen gliedert sich nach großen Krankheitsgruppen. Behandelt werden die koronare Herzerkrankung, Kardiomyopathien, Herzrhythmusstörungen, Klappenvitien, Perikarderkrankungen, erworbene und strukturelle Veränderungen sowie angeborene Herzfehler. Für jeweils fünf unterschiedliche klinische Szenarien (asymptomatische Patienten, symptomatische Patienten, Therapieplanung, Zustand nach Therapie – asymptomatisch und Zustand nach Therapie – symptomatisch) werden dann die beiden Schnittbildmodalitäten CT und MRT vergleichend gegenübergestellt. Für jedes klinische Szenario wird die Aussagekraft der kardialen CT- und MRT-Diagnostik auf einer fünfstufigen Skala bewertet. Dabei entspricht:

I1 Zuverlässig einsetzbar und anderen Verfahren überlegen

I2 Diagnostische Genauigkeit vergleichbar mit anderen Verfahren

I3 Einsatz technisch möglich und validiert,
Indikation aber nur in Einzelfällen gegeben

U Unklare Indikation, keine oder nicht kongruente Studienergebnisse

K Keine Indikation

Gliederung

Literatur findet sich in der Langfassung.

1. Koronare Herzerkrankung

Fragestellung	Bewertung MRT	Bewertung CT
1.1 Asymptomatische Individuen – Risikoabschätzung		
1.1.1 Screening	**K** Keine Indikation zur MRT	**K** Keine Indikation zur CT
1.1.2 Stratifizierung nach Bestimmung der Risikofaktoren	**K** Keine Indikation zur MRT	**B** Indikation zum koronaren Kalknachweis mittels Computertomographie als mögliche weitere Risikostratifizierung bei Patienten mit intermediärem KHK-Risiko (10-20% Ereignisrisiko in den nächsten 10 Jahren gemäß Framingham).
		K Keine Indikation zum Kalknachweis bei hohem oder niedrigem KHK-Risiko.
		K Keine Indikation zur CT-Angiographie der Koronararterien.
1.1.3 Risikostratifizierung vor nicht-koronarer Herzoperation zum Ausschluss von Koronarstenosen	**U** Keine spezifischen Daten zu dieser Patientenpopulation	**I2** Wenn klinisch erforderlich, kann die CT-Angiographie der Koronararterien Koronarstenosen vor nicht-koronaren Herzoperationen ausschließen.
1.1.4 Risikostratifizierung vor nicht-kardialer Operation	**B** Die Dobutamin-Stress-MRT kann zur präoperativen Risikostratifizierung eingesetzt werden.	**K** Keine Indikation zur CT
1.2 Symptomatische Patienten – Nachweis von Stenosen		
1.2.1 Stabile Angina pectoris		
1.2.1.1 Erstdiagnostik	**I2** Pharmakologische MR-Belastungsuntersuchung (Adenosin / Dobutamin) zum Ausschluss ischämierelevanter Koronarstenosen bei intermediärer Vortestwahrscheinlichkeit, wenn ansonsten eine invasive Koronarangiographie erforderlich wäre (z. B. Ischämietest nicht möglich oder unzureichende Aussagekraft der Echokardiographie). Keine Indikation für MR-Koronarangiographie.	**I2** CT-Angiographie zum Ausschluss von Koronararterienstenosen bei intermediärer Vortestwahrscheinlichkeit, wenn ansonsten eine invasive Koronarangiographie erforderlich wäre (z. B. Ischämietest nicht möglich).

Fragestellung	Bewertung MRT	Bewertung CT
1.2 Symptomatische Patienten – Nachweis von Stenosen (Fortsetzung)		
1.2.1.2 Nach Ischämienachweis	**K** Keine Indikation zur MRT	**I3** CT-Angiographie zum Ausschluss von Koronararterienstenosen, wenn der Ischämienachweis unklar bleibt oder im Widerspruch zur klinischen Einschätzung steht.
1.2.2 Akutes Koronarsyndrom		
1.2.2.1 Instabile Angina / Thoraxschmerz ohne EKG-Veränderungen und ohne Troponinanstieg	**I3** In der Akutphase, bei Beschwerdepersistenz oder Hochrisikokonstellation für KHK keine MRT-Indikation. Pharmakologische MR-Belastungsuntersuchung (Adenosin / Dobutamin) zum Ausschluss ischämierelevanter Koronarstenosen bei stabilisierten Patienten ohne Hochrisikokonstellation. Keine Indikation für MR-Koronarangiographie	**I2** CT-Angiographie zum Ausschluss von Koronararterienstenosen bei klinisch niedriger bis intermediärer Vortestwahrscheinlichkeit für das Vorliegen eines akuten Koronarsyndroms geeignet.
1.2.2.2 NSTEMI	**I2** Bei Verdacht auf NSTEMI MRT ggf. zur Differentialdiagnose (Myokarditis, Tako-Tsubo) **U** Risikostratifizierung (Infarktausmaß, Ödem, mikrovaskuläre Obstruktion).	**I3** Bei Verdacht auf NSTEMI ggf. CT zum Ausschluss von Koronarstenosen indiziert.
1.2.2.3 STEMI	**I3** In der Frühphase nach STEMI ggf. MRT zur Risikostratifizierung (Infarktausmaß, mikrovaskuläre Obstruktion, „myocardial salvage")	**K** Keine Indikation zur CT

Fragestellung	Bewertung MRT	Bewertung CT
1.2 Symptomatische Patienten – Nachweis von Stenosen (Fortsetzung)		
1.2.2.4 Differentialdiagnose des akuten Koronarsyndroms		
1.2.2.4.1 Myokarditis	**I1** Nach Ausschluss eines ACS ist die MRT die bildgebende Methode der ersten Wahl zum Nachweis/Ausschluss einer Myokarditis als Differentialdiagnose des ACS (siehe auch 2.2.2.5)	**U** Ggf. CT-Angiographie zum Ausschluss von Koronararterienstenosen
1.2.2.4.2 Aortendissektion	**I2** MRA zum Nachweis/Ausschluss einer Aortendissektion in der Akutphase diagnostisch gleichwertig mit der CT. Aufgrund der längeren Untersuchungsdauer und der schlechteren Überwachungsmöglichkeiten nur für stabile Patienten geeignet. In der chronischen Phase Indikation zur Verlaufsbeurteilung und Therapieplanung als Alternative zur CT.	**I1** CT-Angiographie ist die Methode der Wahl
1.2.2.4.3 Lungenarterienembolie	**I3** Prinzipiell möglich, aber aufgrund der längeren Untersuchungsdauer nur für stabile Patienten geeignet. In der chronischen Phase kann die MRA zur Verlaufsbeurteilung und Therapieplanung als Alternative zur CT eingesetzt werden.	**I1** CT-Angiographie ist die Methode der Wahl

Fragestellung	Bewertung MRT	Bewertung CT
1.3 Bekannte Koronare Herzerkrankung – Therapieplanung		
1.3.1 Ischämiediagnostik: Patient mit Koronarstenose unklarer Relevanz	**I2** Die Adenosin-Stress-Perfusion kann funktionell signifikante Stenosen mit hoher Genauigkeit identifizieren. Prognostische Daten liegen vor.	**K** Keine Indikation zur CT
	I2 Die Dobutamin-Stress-Wandbewegungsanalyse kann funktionell signifikante Stenosen mit hoher Genauigkeit identifizieren. Prognostische Daten liegen vor.	
1.3.2 Vitalität	Die MRT ermöglicht bei Patienten mit eingeschränkter linksventrikulärer Funktion die Abschätzung der Wahrscheinlichkeit einer Funktionsverbesserung nach Revaskularisation.	**K** Keine Indikation zur CT
	I1 „Delayed enhancement" ist die bevorzugte Methode zur Vitalitätsdiagnostik.	
	I2 Low-dose-Wandbewegungsstress mit Dobutamin kann zur funktionellen Vitalitätsbestimmung eingesetzt werden.	
	I3 Bei Patienten mit intermediärer Transmuralität des „delayed enhancement" erbringt die Kombination der beiden Methoden zusätzliche Information.	
1.3.3 Durchführungsplanung der operativen oder interventionellen Revaskularisation	**K** Keine Indikation zur MR-Angiographie für die technische Planung der Revaskularisation.	**I3** Indikation zur CT-Angiographie zur Planung der interventionellen Rekanalisation von chronischen Verschlüssen der Koronararterien, Indikation zur CT-Angiographie der Anatomie aorto-koronarer Bypassgefäße vor Re-Operation.

1. Koronare Herzerkrankung

Fragestellung	Bewertung MRT	Bewertung CT
1.4 Status nach Koronarrevaskularisation – asymptomatisch		
1.4.1 Status nach PCI	**U** Die MRT-Ischämiediagnostik kann zur Prognoseeinschätzung eingesetzt werden.	**K** Keine Indikation zur CT
	K Die MR-Angiographie zur Darstellung der Koronararterien ist nicht sinnvoll.	
1.4.2 Status nach aortokoronarem Bypass	**U** Die MRT-Ischämiediagnostik kann zur Prognoseeinschätzung eingesetzt werden.	**K** Keine Indikation zur CT
	K Die MR-Angiographie zur Darstellung der Bypässe und der Koronararterien ist nicht sinnvoll.	
1.5 Status nach Koronarrevaskularisation – symptomatisch		
1.5.1 Status nach PCI	**I1** Dobutamin-Stress-MRT oder MRT mit Perfusion in Kombination mit „delayed enhancement" mit der Frage nach Ischämie und zur Prognosebestimmung.	**U** In bisherigen Studien ist die CT-Angiographie zur Beurteilung von Restenosen in Koronarstents nicht ausreichend zuverlässig.
	K Die MR-Angiographie zur Darstellung der Koronargefäße ist nicht sinnvoll.	
1.5.2 Status nach aortokoronarem Bypass	**I1** MRT mit Perfusion in Kombination mit „delayed enhancement" mit der Frage nach Ischämie und zur Prognosebestimmung.	**I3** Indikation zur CT-Angiographie, wenn lediglich der Nachweis der Bypass-Offenheit erforderlich ist (z. B. Bypass in der invasiven Angiographie nicht darstellbar).
	I2 Dobutamin-Stress-MRT mit der Frage nach Ischämie und zur Prognosebestimmung.	Die Darstellung der nativen Koronargefäße ist nicht indiziert.
	I3 Direkte Darstellung der Bypässe bei der Frage Bypassverschluss oder Bypassstenose. MRT in der Genauigkeit der Bypassdarstellung der CT unterlegen.	
1.6 Koronararterielle Anomalien		
	I2 MR-Koronarangiographie ist eine der Methoden der Wahl.	**I1** CT-Angiographie ist eine der Methoden der Wahl.

2. Myokarderkrankungen

Fragestellung	Bewertung MRT	Bewertung CT
2.1 Kardial asymptomatische Individuen		
2.1.1 Kardiale Beteiligung bei Systemerkrankungen (z. B. Sarkoidose; Amyloidose; Hämochromatose; Sklerodermie)	**I1** Indikation zur Klärung der Myokardbeteiligung. Bestimmung der ventrikulären Funktion, Myokardmasse.	**K** Keine Indikation zur CT
2.1.2 Myokarditis	**I1** Nachweis von entzündungsbedingten Myokardveränderungen, Bestimmung der ventrikulären Funktion, Differenzialdiagnosen.	**K** Keine Indikation zur CT
2.2 Kardial symptomatische Individuen		
2.2.1 Untersuchung der links- und rechtsventrikulären Funktion	**I1** In Ergänzung zur Basisdiagnostik wird die MRT als genaueste Methode für die Untersuchung der links- und rechtsventrikulären Funktion angesehen.	**K** Keine Indikation zur CT
2.2.2 Nachweis und Differentialdiagnose einer Kardiomyopathie oder entzündlichen Herzerkrankung	**I1** Festlegung der Diagnose und des Schweregrades der Erkrankung anhand morphologischer und funktioneller Parameter. Prognostische Bedeutung der Untersuchung (Myokardmasse, Kontrastmittelaufnahme)	**U** CT-Angiographie als Alternative zur Echokardiographie und Magnetresonanztomographie – nur, wenn beide Verfahren nicht die gewünschte diagnostische Aussage (Myokardhypertrophie und -funktion) liefern.
2.2.2.1 Hypertrophe Kardiomyopathie	**I1** In Ergänzung zur Basisdiagnostik Indikation zur Festlegung der Diagnose und des Schweregrades der Erkrankung anhand morphologischer und funktioneller Parameter. Prognostische Bedeutung der Untersuchung (Myokardmasse, Kontrastmittelaufnahme)	**U** siehe 2.2.2

Fragestellung	Bewertung MRT	Bewertung CT
2.2 Kardial symptomatische Individuen (Fortsetzung)		
2.2.2.2 Dilatative Kardiomyopathie	**I1** In Ergänzung zur Basisdiagnostik Indikation zur Festlegung der Diagnose und des Schweregrades der Erkrankung anhand morphologischer und funktioneller Parameter. Nachweis oder Ausschluss von LV-Thromben. Prognostische Bedeutung der Untersuchung (Myokardmasse, Kontrastmittelaufnahme)	**U** siehe 2.2.2
2.2.2.3 Restriktive Kardiomyopathie	**I1** Indikation zur Festlegung der Diagnose und des Schweregrades der Erkrankung anhand morphologischer und funktioneller Parameter. Abgrenzung gegenüber der Pericarditis constrictiva durch die Perikardbeurteilung. Prognostische Bedeutung der Untersuchung (Myokardmasse, Kontrastmittelaufnahme)	**U** siehe 2.2.2 (gute Methode zur Bildgebung von Perikardkalk – siehe 5.2.3)
2.2.2.4 Non-Compaction-Kardiomyopathie	**I1** In Ergänzung zur Basisdiagnostik Indikation zur Festlegung der Diagnose und des Schweregrades der Erkrankung anhand morphologischer und funktioneller Parameter.	**U** siehe 2.2.2
2.2.2.5 Arrhythmogene rechtsventrikuläre Kardiomyopathie (ARVC)	**I1** In Ergänzung zur Basisdiagnostik Indikation zur Festlegung der Diagnose und des Schweregrades der Erkrankung anhand morphologischer und funktioneller Parameter.	**U** siehe 2.2.2
2.2.2.6 Tako-Tsubo-Kardiomyopathie	**I1** In Ergänzung zur Basisdiagnostik Indikation zur Festlegung der Diagnose und des Schweregrades der Erkrankung anhand morphologischer und funktioneller Parameter	**K** Keine Indikation zur CT (ggf. Einsatz zum Ausschluss von Koronarstenosen – siehe 1.2.2.1 und 1.2.2.2)

Fragestellung	Bewertung MRT	Bewertung CT
2.2 Kardial symptomatische Individuen (Fortsetzung)		
2.2.2.7 Myokarditis	**I1** Methode der Wahl. Indikation zur Festlegung der Diagnose und des Schweregrades der Erkrankung anhand morphologischer und funktioneller Parameter, insbesondere aber auch anhand der fokalen T2-Signalintensität und Kontrastmittelaufnahme.	**K** Keine Indikation zur CT
2.2.2.8 Löffler-Endokarditis und andere nicht bakterielle Endokarditiden	**I1** Bei Embolisationen im Rahmen einer entzündlichen Endokarderkrankung sollte ein MRT durchgeführt werden. Dies dient einerseits dem Nachweis von Thromben und dem direkten Nachweis inflammatorischer Endokardregionen.	**K** Keine Indikation zur CT
2.2.2.9 Nachweis von anderen Myokarderkrankungen	**I3** MRT gilt neben der Myokardbiopsie als Referenzstandard zum Nachweis struktureller Myokardveränderungen.	**K** Keine Indikation zur CT
2.3 Bekannte Myokarderkrankung – Therapieplanung		
2.3.1 Darstellung der Koronarvenen vor Implantation biventrikulärer Schrittmacher	**U** Derzeit keine validen Daten.	**I1** Indikation zur CT-Angiographie als Methode der Wahl.
2.3.2 Darstellung von Narbengewebe vor CRT	**I1** Ausmaß und Lokalisation der Narbe kann Vorhersage für Ansprechen nach CRT geben	**U** Es liegen keine Daten vor.
2.3.3 Nachweis einer Dyssynchronie	**I3** Indikation zur MRT als Alternative zur Echokardiographie.	**U** Indikation zur CT-Angiographie als Alternative zur Echokardiographie und Magnetresonanztomographie für die Darstellung der LV-Funktion und Dyssynchronie – nur, wenn beide Verfahren nicht die gewünschte diagnostische Aussage liefern. Ggf. Kombination mit der Darstellung von Koronarvenen zur Identifizierung des Zielgefäßes.

Fragestellung	Bewertung MRT	Bewertung CT
2.4 Status nach Behandlung einer Myokarderkrankung – asymptomatisch		
	[I2] In Ergänzung zur Basis-diagnostik Verlaufskontrolle morphologischer und funktio-neller Parameter in Abhängigkeit von der klinischen Konsequenz. Prognostischer Stellenwert der Untersuchung (Funktionspara-meter, Kontrastmittelaufnahme)	[K] Keine Indikation zur CT
2.5 Status nach Behandlung einer Myokarderkrankung – symptomatisch		
	[I2] Verlaufskontrolle morpho-logischer und funktioneller Parameter in Abhängigkeit von der klinischen Konsequenz. Prognostischer Stellenwert der Untersuchung (Funktionspara-meter, Kontrastmittelaufnahme)	[U] Indikation zur CT des Herzens als Alternative zur Echokardiographie und Magnetresonanztomographie – nur, wenn beide Verfahren nicht die gewünschte diagnos-tische Aussage liefern.

14

3. Herzrhythmusstörungen

Fragestellung	Bewertung MRT	Bewertung CT
3.1 Asymptomatische Individuen		
	K Keine Indikation zur MRT	K Keine Indikation zur CT
3.2 Symptomatische Individuen		
	I2 Indikation zur kardialen MRT zum Nachweis struktureller Herzerkrankungen bei Patienten ohne klare Diagnose nach Abschluss der Basisdiagnostik.	K Keine Indikation zur CT
3.3 Bekannte Rhythmusstörung – Therapieplanung		
3.3.1 Anatomische Referenz vor Ablation	I3 Anatomische Venen- und Vorhofdarstellung vor Ablation.	I2 CT zur Darstellung der Anatomie von Vorhöfen und Pulmonalvenen.
3.4 Status nach Behandlung einer Rhythmusstörung – asymptomatisch		
	K Keine Indikation zur MRT	K Keine Indikation zur CT
3.5 Status nach Behandlung einer Rhythmusstörung – symptomatisch		
3.5.1 Pulmonalvenenstenose nach Ablation	I2 MR-Angiographie ist geeignet zur Darstellung der Pulmonalvenen und zur Detektion von Pulmonalvenenstenosen nach Katheterablation.	I2 CT-Angiographie ist geeignet zur Darstellung der Pulmonalvenen und zur Detektion von Pulmonalvenenstenosen nach Katheterablation.

4. Klappenvitien

Fragestellung	Bewertung MRT	Bewertung CT
4.1 Asymptomatische Individuen		
4.1.1 Screening	**K** Keine Indikation zur MRT	**K** Keine Indikation zur CT
4.2 Symptomatische Individuen – Nachweis einer Herzklappenerkrankung		
4.2.1 Klappenstenose und -insuffizienz		
4.2.1.1 Aortenklappen-stenose	**I3** MRT ist Alternative zu TTE/TEE. Planimetrie der Öffnungsfläche meistens gut möglich. MRT nur indiziert, wenn TTE/TEE unklar.	**I3** Planimetrie der Klappen-öffnungsfläche mittels CT-Angiographie als Alternative zur Echokardiographie und Magnetresonanztomographie möglich – nur, wenn beide Verfahren nicht die gewünschte diagnostische Aussage liefern.
4.2.1.2 Aortenklappen-insuffizienz	**I2** MRT ermöglicht die Quantifizierung des Regurgitations-volumens mittels Flussmessung. MRT ermöglicht außerdem eine Beurteilung einer möglichen konsekutiven LV-Vergrößerung und eine exakte Quantifizierung der LV-Funktion.	**K** Keine Indikation zur CT
4.2.1.3 Mitralklappen-stenose	**I3** Ergänzend zur Echokardiographie kann mittels MRT der Schweregrad ermittelt werden. MRT nur indiziert, wenn TTE/TEE unklar.	**K** Keine Indikation zur CT
4.2.1.4 Mitralklappen-insuffizienz	**I3** Ergänzend zur Echokardiographie kann mittels MRT der Schweregrad ermittelt werden. MRT nur indiziert, wenn TTE/TEE unklar.	**K** Keine Indikation zur CT

Fragestellung	Bewertung MRT	Bewertung CT
4.2 Symptomatische Individuen – Nachweis einer Herzklappenerkrankung (Fortsetzung)		
4.2.1.5 Pulmonalklappenstenose	**I2** Ergänzend zur Echokardiographie kann mittels MRT der Schweregrad ermittelt werden. MRT nur indiziert, wenn TTE / TEE unklar.	**K** Keine Indikation zur CT
4.2.1.6 Pulmonalklappeninsuffizienz	**I1** Ergänzend zur Echokardiographie kann mittels MRT der Schweregrad ermittelt werden. MRT nur indiziert, wenn TTE / TEE unklar.	**K** Keine Indikation zur CT
4.2.1.7 Trikuspidalklappe	**I2** Ergänzend zur Echokardiographie kann mittels MRT der Schweregrad ermittelt werden. Sehr gute Beurteilung der Morphologie und anatomischer Varianten, z. B. Ebstein-Anomalie.	**K** Keine Indikation zur CT
4.2.2 Endokarditis		
4.2.2.1 Nativklappen	**K** Vegetationen sind nicht sicher zu erkennen. **U** Wenn klinisch erforderlich, kann die MRT zur Diagnostik eines paravalvulären Abszesses eingesetzt werden.	**K** Vegetationen sind nicht sicher zu erkennen. **I3** Wenn erforderlich, kann die CT mit hoher Genauigkeit zur Diagnostik eines paravalvulären Abszesses eingesetzt werden.
4.2.2.2 Klappenprothesen	**K** Vegetationen sind nicht sicher zu erkennen. **U** Wenn klinisch erforderlich kann die MRT zur Diagnostik einer paravalvulären Leckage / eines Abszesses eingesetzt werden.	**K** Vegetationen sind nicht sicher zu erkennen. **I3** Wenn erforderlich, kann die CT mit hoher Genauigkeit zur Diagnostik eines paravalvulären Abszesses eingesetzt werden.

Fragestellung	Bewertung MRT	Bewertung CT
4.3 Bekannte Herzklappenerkrankung – Therapieplanung		
4.3.1 Ausschluss Koronar-stenosen	**K** Keine Indikation zur MRT	**I2** Wenn klinisch erforderlich, kann die CT-Angiographie der Koronararterien Koronarstenosen vor nicht-koronaren Herz-operationen ausschließen.
4.3.2 Planung des operativen Klappenersatzes	**K** Keine Daten.	**U** CT in Einzelfällen mit spezieller Fragestellung gerecht-fertigt, z. B. Ausmaß der Ver-kalkung der Aorta ascendens.
4.3.3 Planung perkutaner Klappeninterventionen		
4.3.3.1 Aortenklappe	**U** Die MRT mit der Möglichkeit der 3D-Darstellung ermöglicht die Vermessung des Bulbus und Beurteilung der Aorta im ges. Verlauf, inkl. des peripheren Zugangsweges.	**I1** CT-Angiographie ist Methode der Wahl. Mehrere Single-Center-Studien zur Wertigkeit der CT zur Planung und Kontrolle des perkutanen Aortenklappenersatzes.
4.3.3.2 Mitralklappe	**U** Die MRT erlaubt die ana-tomische Darstellung der Mitralklappe und die Quanti-fizierung der Insuffizienz.	**U** Die CT erlaubt die Darstellung der Anatomie und Geometrie der Mitralklappe.
4.4 Status nach Behandlung nach Klappenersatz / -intervention – asymptomatisch		
	K Keine Indikation zur MRT	**K** Keine Indikation zur CT
4.5 Status nach Behandlung nach Klappenersatz / -intervention – symptomatisch		
4.5.1 Klappenfunktion	**U** Planimetrie der Klappen-öffnungsfläche von Bioprothesen mittels MRT möglich, wenn die Echokardiographie nicht die gewünschte diagnostische Aussage liefert.	**U** Planimetrie der Klappen-öffnungsfläche mittels CT-Angiographie bei Bioprothesen als Alternative zur Echokardio-graphie und Magnetresonanz-tomographie möglich – nur, wenn beide Verfahren nicht die gewünschte diagnostische Aus-sage liefern.
4.5.2 Leckagen, Abszesse	**U** Wenn klinisch erforderlich kann die MRT zur Diagnostik einer paravalvulären Leckage / ei-nes Abszesses eingesetzt werden.	**I3** Die CT kann mit hoher Genauigkeit zur Diagnostik einer paravalvulären Leckage / eines Abszesses eingesetzt werden.

5. Perikarderkrankungen

Fragestellung	Bewertung MRT	Bewertung CT
5.1 Asymptomatische Individuen		
	K Keine Indikation zur MRT	**K** Keine Indikation zur CT
5.2 Symptomatische Individuen – Ausschluss/Nachweis einer Perikarderkrankung		
5.2.1 Perikarderguss	**I3** Das Ausmaß eines Perikardergusses, mögliche Ursachen und die funktionelle Relevanz können bestimmt werden.	**I3** Das Ausmaß eines Perikardergusses kann zuverlässig bestimmt werden. Die Unterscheidung von hämorrhagischen und serösen Ergüssen ist möglich.
5.2.2 Perikarditis	**I1** Eine perikardiale Entzündung und ggf. eine myokardiale Mitreaktion können mit der MRT zuverlässig dargestellt werden.	**K** Keine Indikation zur CT
5.2.3 Pericarditis constrictiva	**I2** Die MRT ermöglich die direkte Beurteilung des Perikards und die umfassende Beurteilung der rechts- und linksventrikulären Funktion. Differentialdiagnose zur restriktiven Kardiomyopathie.	**I2** Gute Methode zur Darstellung von Perikardverkalkung. Mögliche Methode zum Nachweis einer Verdickung des Perikards.
5.3 Bekannte Perikarderkrankung – Therapieplanung		
5.3.1 Ausschluss von begleitenden Koronarstenosen	**K** Keine Indikation zur MRT	**U** Wenn klinisch erforderlich, kann die CT-Angiographie der Koronararterien Koronarstenosen vor nicht-koronaren Herzoperationen ausschließen.
5.3.2 Operationsplanung zur Perikardektomie	**K** Keine Indikation zur MRT	**I3** Indikation zur CT für die Abbildung des verkalkten Perikards, zur Erleichterung der Resektions- und Zugangsplanung.

Fragestellung	Bewertung MRT	Bewertung CT
5.4 Status nach Therapie einer Perikarderkrankung – asymptomatisch		
	13 Nach der operativen Behandlung einer Perikarderkrankung ermöglicht die MRT die Beurteilung der Funktionsverbesserung und den Ausschluss eines Rezidivs nach Tumorresektionen.	**K** Keine Indikation zur CT
5.5 Status nach Therapie einer Perikarderkrankung – symptomatisch		
	11 Nach der operativen Behandlung einer Perikarderkrankung ermöglicht die MRT die Beurteilung der Funktionsverbesserung und den Ausschluss eines Rezidivs nach Tumorresektionen.	**13** Im Einzelfall zur Beurteilung des Resektionsergebnisses.

(Erworbene strukturelle Veränderung am Herzen)

Fragestellung	Bewertung MRT	Bewertung CT
6.1 Asymptomatische Individuen		
6.1.1 Infiltration des Herzens bei Malignomen benachbarter Strukturen	**I** Zuverlässige Beurteilung einer Infiltration von Perikard oder Myokard.	**B** Indikation zur CT als Alternative und Ergänzung zur Echocardiographie und Magnetresonanztomographie, wenn beide Verfahren nicht die gewünschte diagnostische Aussage liefern.
6.1.2 Kardiale Implantate		
6.1.2.1 Lage von Schrittmacher / ICD-Elektroden	**K** Keine Indikation zur MRT (cave ggf. Gefährdung des Patienten!)	**K** Keine Indikation zur CT
6.1.2.2 Sonstige Implantate	**K** Keine Indikation zur MRT (s. 6.2.3.2)	**K** Keine Indikation zur CT
6.2 Symptomatische Individuen		
6.2.1 Kardiale Raumforderung als Emboliequelle		
6.2.1.1 Vorhofthromben	**U** Die MRT erlaubt den Nachweis von Vorhofthromben, die Aussagekraft ist eingeschränkt (Vorhofohr).	**B** Bei Kontraindikationen oder unklarer Aussage der TEE. Früh- und ggf. auch Spätaufnahme erforderlich („2 Phasen").
6.2.1.2 Ventrikelthromben	**I** Die MRT ist der Echokardiographie beim Nachweis ventrikulärer Thromben überlegen. Vorteile bestehen im Nachweis apikaler oder kleiner wandständiger Thromben.	**B** Indikation zur CT als Alternative zur Echokardiographie und Magnetresonanztomographie – nur, wenn beide Verfahren nicht die gewünschte diagnostische Aussage liefern.
6.2.1.3 Kardiale Tumore	**I** Die MRT erlaubt die zuverlässige Darstellung und Differenzierung von Tumoren. Eingeschränkte Aussagekraft bei Tumoren der Herzklappen.	**B** Indikation zur CT als Alternative und als Ergänzung zur Echokardiographie und Magnetresonanztomographie, wenn beide Verfahren nicht die gewünschte diagnostische Aussage liefern.

(Erworbene strukturelle Veränderung am Herzen)

Fragestellung	Bewertung MRT	Bewertung CT
6.2 Symptomatische Individuen (Fortsetzung)		
6.2.2 Abklärung echokardio-graphisch nachgewiesener Raumforderungen	**I1** Die MRT liefert wertvolle Zusatzinformationen bezüglich Größenausdehnung, topographischen und anatomischen Beziehungen, Gewebecharakterisierung und zur möglichen Differenzierung zwischen benignen und malignen Prozessen.	**I3** Indikation zur CT als Alternative und als Ergänzung zur Magnetresonanztomographie, wenn diese nicht möglich ist oder nicht die gewünschte diagnostische Aussage liefert.
6.2.3 Verdacht auf Dislokation oder Fehlfunktion von kardialen Implantaten		
6.2.3.1 Lage von Schritt-macher/ICD Elektroden	**K** Keine Indikation zur MRT (cave ggf. Gefährdung des Patienten!)	**I1** CT als Ergänzung zur konventionellen Röntgen-diagnostik
6.2.3.2 PFO/ASD Okkluder	**U** Beurteilung des Restshunts möglich	**U** CT als Ergänzung zur konventionellen Röntgen-diagnostik
6.2.3.2 Klappenprothesen	**K** Keine Indikation zur MRT	**U** CT als Ergänzung zur konventionellen Röntgen-diagnostik.
6.3 Erworbene strukturelle Veränderungen am Herzen – Therapieplanung		
6.3.1 OP-Planung	**I1** Die kardiale MRT stellt bei benignen und malignen kardialen Tumoren hinsichtlich der Frage Operabilität/präoperative Planung eine Methode der Wahl dar.	**I3** Indikation zur CT als Alternative und Ergänzung zu Echokardiographie und Magnetresonanztomographie, wenn beide Verfahren nicht die gewünschte diagnostische Aussage liefern.

Fragestellung	Bewertung MRT	Bewertung CT
6.4 Status nach Therapie einer erworbenen strukturellen Veränderung am Herzen – asymptomatisch		
	I2 Eine Indikation für die kardiale MRT ergibt sich bei eingeschränkter Aussagekraft der Echokardiographie, diskrepanten bzw. unklaren Befunden.	**K** Keine Indikation zur CT
6.5 Status nach Therapie einer erworbenen strukturellen Veränderung am Herzen – symptomatisch		
	I2 Eine Indikation für die kardiale MRT ergibt sich bei eingeschränkter Aussagekraft der Echokardiographie, diskrepanten bzw. unklaren Befunden.	**U** Indikation zur CT als Alternative und Ergänzung zur Echokardiographie und Magnetresonanztomographie, wenn beide Verfahren nicht die gewünschte diagnostische Aussage liefern.

7. Angeborene Herzerkrankungen

Fragestellung	Bewertung MRT	Bewertung CT
7.1 Asymptomatische Individuen		
7.1.1 Unklare RA/RV-Vergrößerung/Hypertrophie › z. B. Vorhofseptumdefekt › Myokardiale Genese › Klappenvitien (s. Kapitel 4.2.3 und 4.2.4)	**I2** Ergänzende MRT sinnvoll bei in der Echokardiographie nicht oder nicht vollständig beurteilbaren Veränderungen.	**I3** Alternative und/oder Ergänzung zur Echokardiographie, Angiographie und MRT, wenn diese nicht die gewünschte diagnostische Aussage liefern oder bei MRT-Kontraindikationen vorliegen.
7.1.2 Unklare LA/LV-Vergrößerung/Hypertrophie (mit/ohne art. Hypertension) › z. B. durch Volumenlast (Shunts durch Koronarfisteln, Angiome) › myokardiale durch ventrikuläre Drucklast › Klappenvitien (s. Kapitel 4.2.1 und 4.2.2)	**I2** Vorteil der MRT-Volumetrie und Funktionsanalyse des LA und LV gegenüber der Echokardiographie insbesondere bei pathologischer Ventrikelgeometrie.	**I3** siehe 7.1.1
7.2 Symptomatische Individuen – Therapieplanung		
7.2.1. Anomalien des Situs / der Zirkulation	**I1** Überlegenheit der MRT gegenüber der Echokardiographie und Herzkatheteruntersuchung insbesondere bei der Darstellung der pulmonalvenösen und systemvenösen Verbindungen und ihren Beziehungen zu mediastinalen Strukturen	**I3** siehe 7.1.1 CT mit aktueller Technik (niedrige Dosis, sehr kurze Scanzeit) kann als Ersatz für Katheterangiographie und als Alternative zur MRT wegen deutlich kürzerer Untersuchungszeit gewertet werden. **I2** Zur Notfalldiagnostik
7.2.2 Anomalien der Vorhöfe und der Venen		
7.2.2.1 Vorhofseptumdefekte	**I2** MRT zeigt gegenüber der Echokardiographie bei atypischen Defekten eine bessere Korrelation zur tatsächlichen Defektgröße. Zuverlässige nicht-invasive Bestimmung der Shuntgröße.	**U** Mehrere, gute Korrelationen zur tatsächlichen Defektgröße gegenüber der Echokardiographie, insbesondere bei atypischen Defekten. Keine Shunt-Bestimmung möglich. Keine Studien bei Kindern

Fragestellung	Bewertung MRT	Bewertung CT
7.2 Symptomatische Individuen – Therapieplanung (Fortsetzung)		
7.2.2.2 Lungenvenen-Fehlmündungen	**I1** Zuverlässige native oder kontrastmittelgestützte Visualisierung, und Quantifizierung des Links-Rechts-Shunts mittels der Volumetrie und Flussmessung.	**I2** Zuverlässige und schnelle Darstellung der Lungenvenen insbesondere bei Neugeborenen, Säuglingen und kritisch kranken Kindern mit vertretbarer Strahlenexposition als Alternative zur MRT und Herzkatheter möglich.
7.2.2.3 Systemvenen-Fehlmündungen	**I2** Die Darstellung der Systemvenen ist zuverlässig mittels MRT möglich, wenn sie nicht mit der Echokardiographie gelingt.	**I2** siehe 7.1.1
7.2.3 Anomalien der AV-Klappen		
7.2.3.1 M. Ebstein	**I2** Objektivierung der rechts- und linksventrikulären Größe und Funktion	**U** siehe 7.1.1
7.2.3.2 Atrioventrikuläre Septumdefekte	**I3** Sowohl die Volumetrie der Ventrikel als auch die Bestimmung der Shuntgröße und Shuntrichtung sind zuverlässig möglich.	**U** siehe 7.2.2.1
7.2.4 Anomalien der Ventrikel / Ventrikelsepten		
7.2.4.1 Ventrikel-aneurysma / -divertikel	**I2** Die Darstellung kongenitaler Divertikel und Aneurysmata wird vor allem aufgrund der Vitalitätsdiagnostik als wertvoll eingeschätzt. Thromben können zuverlässiger als mit der Echokardiographie nachgewiesen werden.	**U** siehe 7.1.1
7.2.4.2 VSD mit komplexem Vitium	**I2** Zahlreiche Studien und Reviews belegen den Nutzen bei der Therapieplanung komplexer Vitien, mit gegenüber der Echokardiographie wichtigen Zusatzinformationen.	**U** siehe 7.2.2.1

Fragestellung	Bewertung MRT	Bewertung CT
7.2 Symptomatische Individuen – Therapieplanung (Fortsetzung)		
7.2.5 Anomalien der Semilunarklappen		
7.2.5.1 Pulmonalstenose / -insuffizienz	[1] Nutzen der kardialen MRT beim Timing von Pulmonalklappenersatzprozeduren im Hinblick auf ein ventrikuläres Remodelling.	[3] Planimetrie der Klappenöffnungsfläche mittels CT-Angiographie als Alternative zur Echokardiographie und MRT möglich – nur, wenn beide Verfahren nicht die gewünschte diagnostische Aussage liefern.
7.2.5.2 Aortenstenose / -insuffizienz	[3] Bei unklaren echokardiographischen Befunden kann eine ergänzende MRT hilfreich sein.	[3] siehe 7.2.5.1
7.2.5.3 Sinus-valsalva-Aneurysma	[2] Insbesondere wenn zusätzliche Malformationen vorliegen, ist die MRT durch die dreidimensionale Darstellung wertvoll.	[3] Alternative zur MRT
7.2.6 Anomalien der großen Gefäße	[2] MRT zur Darstellung der extrakardialen Gefäße in der Therapieplanung.	[2] Indikation zur CT als Alternative und / oder Ergänzung zur invasiven Angiographie, Echokardiographie und MRT, wenn diese Verfahren nicht die gewünschte diagnostische Aussage liefern.
7.2.6.1 Malposition; Ring-Sling		
7.2.6.2 Isthmusstenose; Bogenhypoplasien; Divertikel		
7.2.6.3 Ductus mit Verdacht auf PHT		
7.2.6.4 Pulmonalarterienstenose / Aplasie		
7.2.6.5 Truncus arteriosus		
7.2.6.6 MAPCAS; venovenöse Kollateralen		

Fragestellung	Bewertung MRT	Bewertung CT
7.2 Symptomatische Individuen – Therapieplanung (Fortsetzung)		
7.2.6.7 Koronararterien › Ursprungsanomalien (siehe Kap. 1.6) › Fisteln, Angiome › Kawasaki, andere Vaskulitiden › Evaluierung für Ross-, Switch-Operation	**I2** Die MR-Koronarangiographie kann die proximalen Koronargefäßverläufe und die anatomischen Lagebeziehungen zu den großen thorakalen Gefäßen / kardialen Strukturen zuverlässig beurteilen. Ggfs. in Kombination mit Dobutamin-Stress-MR Wandbewegungsanalyse zum Nachweis eines ischämierelevanten anomalen Koronarverlaufs. Größere koronararterielle Fisteln (arteriovenös, ventrikulär) können dargestellt werden.	**I2** Die CT-Angiographie ist eine der Methoden der Wahl zur Charakterisierung von Koronaranomalien.
7.2.6.8 Vaskulär bedingte Atemwegsstenosen bzw. unklare Stridor / Schluckbeschwerden bei vaskulärem Ring, Sling oder Divertikel	**I2** Visualisierung vaskulärer Varianten und Pathologien bei Stridor und Schluckbeschwerden.	**I2** Visualisierung vaskulärer Varianten und Pathologien bei Stridor und Schluckbeschwerden.
7.3 Status nach Therapie einer angeborenen Herzerkrankung (symptomatisch / asymptomatisch)		
7.3.1 Single-ventricle-Palliationen › Nativer Zustand: Protected PA oder PHT › Glenn / Hemi-Fontan › Fontan-Palliation	**I1** Die MR-Volumetrie ist beim univentrikulären Herzen anderen Methoden überlegen. Zusätzlich kann die pulmonale Durchblutung zuverlässig beurteilt werden.	**U** Die CT hilft bei der Beurteilung ventrikulärer Volumina und der Funktion und erlaubt die Darstellung der Ventrikelgeometrie.
7.3.2 Operationen und Interventionen mit biventrikulärer Korrektur		
7.3.2.1 „Einfache" Septal-Defekte und Lungenvenen-Fehlmündungen (ASD; VSD; AVSD; PAPVR; PDA; AO-PA-Kollateralen)	**I2** Die MRT erlaubt neben der morphologischen Beurteilung und der Volumetrie die Bestimmung von Qp / Qs mit hoher Genauigkeit und kann eine invasive Untersuchung ersetzen.	**I3** siehe 7.1.1

Fragestellung	Bewertung MRT	Bewertung CT
7.3 Status nach Therapie einer angeborenen Herzerkrankung (symptomatisch / asymptomatisch) (Fortsetzung)		
7.3.2.2 Rekonstruktion der RV-Pulmonalis-Kontinuität +/- VSD-Patchverschluss (Fallot, PA-VSD, DORV & subaortaler VSD, TAC I-III, intracavitäre RV-Stenose)	**[1]** Die MRT erlaubt die Quantifizierung einer Pulmonalklappen-Insuffizienz mit hoher Genauigkeit und ist Methode der Wahl zur Verlaufsbeurteilung. RVOT und Pulmonalarterien lassen sich zuverlässig beurteilen.	**[3]** Indikation zur CT als Alternative zur Echokardiographie und MRT, wenn diese Verfahren nicht die gewünschte diagnostische Aussage liefern oder wenn MRT-Kontraindikationen vorliegen. Der RVOT lässt sich mit hoher Sicherheit beurteilen.
7.3.2.3 Arterieller Switch +/- VSD-Verschluss (d-TGA +/- VSD; DORV mit subpulmonalem VSD; CC-TGA und VSD ohne LVOTO)	**[1]** Die MRT ermöglicht eine zuverlässige Darstellung der Pulmonalarterien und der proximalen Koronararterien. Die ergänzte Adenosin-Stress-MRT stellt eine alternative Methode der Ischämiediagnostik dar.	**[2]** Insbesondere die postoperative Koronardarstellung gelingt mittels kardialer CT und ist gut belegt.
7.3.2.4 „Atrial redirection": Baffle nach Senning / Mustard - d-TGA +/-VSD, Double-Switch bei CC-TGA	**[1]** Die kardiale MRT ermöglicht die Darstellung der postoperativen Situation mit hoher Genauigkeit; die Sensitivität für kleine Lecks ist eingeschränkt.	**[3]** Indikation zur CT als Alternative zur Echokardiographie und MRT, wenn diese Verfahren nicht die gewünschte diagnostische Aussage liefern oder wenn MRT-Kontraindikationen vorliegen.
7.3.2.5 Re-Konnektion des LV mit der transponierten Aorta: Rastelli-Operation (DORV/ TGA/VSD/PS)	**[1]** Die Darstellung der postoperativen anatomischen Situation ist mittels MRT mit hoher Genauigkeit möglich.	**[3]** siehe 7.3.2.4
7.3.2.6 Erkrankungen der thorakalen Aorta (Stenosen; Anomalien)	**[2]** Die MRT ermöglicht eine zuverlässige Darstellung der Aorta und kann viele postoperative Fragestellungen beantworten.	**[2]** Alternative und / oder Ergänzung zur Angiographie, Echokardiographie und MRT, wenn diese nicht die gewünschte diagnostische Aussage liefern oder wenn MRT-Kontraindikationen vorliegen. Methode der Wahl nach Stentimplantation.